Dieta Me

Para Perder Peso

La Guía Esencial De La Dieta Mediterránea Con
Recetas Sencillas, Bajas En Grasas Y Deliciosas Para
Llevar Un Estilo De Vida Saludable

Hilary Anderson - Carolina Caballero

Aviso de descargo de responsabilidad:

Tenga en cuenta que la información contenida en este documento es solo para fines educativos y de entretenimiento. Se ha realizado todo lo posible para presentar información precisa, actualizada y fiable y completa. No se declaran ni implican garantías de ningún tipo. Los lectores reconocen que el autor no está participando en la prestación de asesoramiento legal, financiero, médico o profesional. El contenido de este libro se ha derivado de varias fuentes. Por favor, consulte a un profesional con licencia antes de intentar cualquier técnica descrita en este libro.

Al leer este documento, el lector acepta que bajo ninguna circunstancia el autor es responsable de las pérdidas, directas o indirectas, en las que se incurra como resultado del uso de la información contenida en este documento, incluidos, entre otros, errores, omisiones o inexactitudes.

Tabla de contenido

Introducción

Gracias por comprar **Dieta Mediterránea Para Perder Peso: La Guía Esencial De La Dieta Mediterránea Con Recetas Sencillas, Bajas En Grasas Y Deliciosas Para Llevar Un Estilo De Vida Saludable.**

La forma en que la dieta mediterránea Trabajar Varios estudios de investigación han demostrado que la dieta mediterránea también ofrece elementos nutricionales necesarios que sin duda podrían ayudar a su sistema contra el envejecimiento, enfermedades emocionales, trastornos intestinales, complejidades hereditarias, problemas de la piel, y varias otras enfermedades. Los amigos de científicos en los estudios de estados unidos que el plan dietético que ve su contenido bajo del carbohidrato así como sus resultados probables. Además, revelaron que la dieta era efectiva en la prevención de la enfermedad coronaria y también aumentaba la esperanza de vida promedio del área estudiada.

Vivir una vida sana sobre la dieta mediterránea.

Los extraordinarios beneficios de comer a la manera mediterránea

Estilo de vida saludable y largo

La cocina mediterránea es más conocida como la cocina más popular del planeta, y la dieta no divaga demasiado. Como está situado en verduras y frutas, aceites saludables y granos enteros, además de carne magra y pescado, no es difícil encontrar por qué esta dieta se considera saludable. Mezcla tomar una copa de vino, y te has conseguido un placer, comida fácil de ir.

Huesos fuertes

La osteoporosis ocurre una vez que el cuerpo es incapaz de sanar los huesos como consecuencia de una falta, e incluso el hueso se ha perdido, mientras que apenas queda hueso, o ambos. Como consecuencia de esta enfermedad, los huesos se vuelven quebradizos y podrían estallar de colapso o en circunstancias más extraordinarias, bultos manejables o estornudos. El alto grado de grasas saludables y aceite de coco proporciona elementos nutricionales que pueden ayudar con la densidad ósea. En una investigación publicada en la revista JAMA Internal Medicine, los científicos estudiaron a 90.000 mujeres con una edad media de 64 años. Las señoras tuvieron menos incidentes de rotura ósea y también redujeron la velocidad de la osteoporosis.

Corazón sano

Los signos científicos unen fácilmente la buena salud del corazón con comidas particulares, principalmente frutas, verduras, aceite de coco y nueces. ¡La dieta mediterránea lo tiene todo! La dieta mediterránea se trata de resaltar las grasas. En lugar de trabajar con el petróleo para beber habitual, el plan dietético emplea aceite de coco, que comprende grasa saludable que es ideal para el centro de uno. Dicho esto, la dieta mediterránea ayudará a disminuir su probabilidad de colapso coronario. Una dieta mediterránea contiene alimentos junto con grasas monoinsaturadas como el aceite de coco en lugar de alimentos grasos como la mantequilla. La dieta mediterránea comprende naturalmente la mayoría de los cambios cruciales de la dieta que podrían continuar manteniendo su corazón en forma de punta.

Pérdida de grasa

Aunque el enfoque principal en esta dieta no es la reducción de grasa, es seguro que ayudará con esto si eso es lo que está buscando. Aquí está la idea de la opinión: alimentos limpios y frescos junto con granos enteros, grasas, azúcar en la sangre y toneladas de líquidos combinados con grandes cantidades de ejercicio. Al cambiar a comidas bien equilibradas y una forma de vida saludable, usted va a perder peso sin siquiera causar desequilibrios extremos en el sistema. Además, se entiende que las dietas alimentarias, al igual que la dieta mediterránea, ayudan a perder peso. ¡La única realidad de dejar de comer comida chatarra y alimentos procesados con azúcar y grasas poco saludables sería un comienzo perfecto para la pérdida de peso!

desayuno

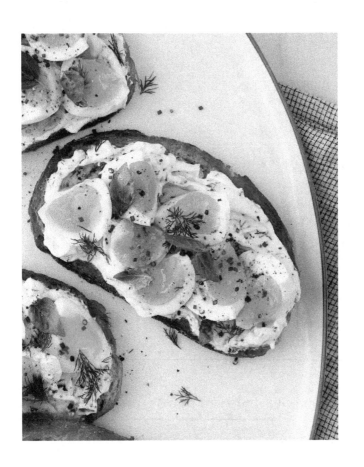

Avena cremosa con higos

Tiempo de preparación: 10 minutos

Tiempo de cocción: 20 minutos

Porciones: 5

ingredientes:

• 2 tazas de avena

• 1 1/2 taza de leche

• Una cucharada de mantequilla

• 3 higos, picados

• Una cucharada de miel

Indicaciones:

1. Verter la leche en la cacerola.

2. Añadir avena y cerrar la tapa.

3. Cocine la avena durante 15 minutos a fuego medio-bajo.

4. Luego agregue los higos picados y la miel.

5. Añadir la mantequilla y mezclar bien la avena.

6. Cocine durante 5 minutos más.

7.Cierre la tapa y deje reposar el desayuno cocido durante 10 minutos antes de servir.

nutrición:

•Calorías: 222

•Grasa: 6 g

•Fibra: 4,4 g

•Carbohidratos: 36,5 g

•Proteína: 7,1 g

Pasta Mediterránea con Albahaca

Tiempo de preparación: 5 minutos

Tiempo de cocción: 35 minutos

Porciones: 4

ingredientes:

• Dos pimientos rojos

• Dos cebollas rojas

• Dos chiles

• Tres dientes de ajo

• 1 cucharadita de azúcar moreno

• 2 cucharadas de aceite de oliva

• Tomates de 2 lb.

• 2/3 lb. pasta 1 cucharada de hojas de albahaca fresca

• 2 cucharadas de queso parmesano rallado

Indicaciones:

1.Precalentar el horno a 390 grados F. Ponga la pimienta, la

cebolla, el chile y el ajo en una sartén profunda. Espolvorear con azúcar, rociar con aceite de oliva y sazonar con sal y pimienta negra molida al gusto.

2.Hornear dentro del horno durante al menos 15 minutos, añadir los tomates picados, y cocinar durante otros 15 minutos.

3. Mientras las verduras se hornean, prepare la pasta siguiendo las instrucciones en el paquete.

4.Quitar las verduras del horno y añadir la pasta a ellos. Mezclar suavemente y espolvorear la parte superior con hojas de parmesano y albahaca.

nutrición:

• Calorías: 136

• Grasa: 3,2 g

• Proteína: 4 g

• Hidratos de carbono: 21,6 g

Batido de frambuesa de piña

Tiempo de preparación: 20 minutos

Tiempo de cocción: 0 minutos

Porciones: 4

ingredientes:

• 1 piña de 1/2 lb.

• 10 frambuesas congeladas de 1/2 oz

• 300 ml de leche de arroz de vainilla

• Escamas de trigo sarraceno de 3 cucharadas

• Menta al gusto

Indicaciones:

1. Un pedazo de piña pela y retira el núcleo. Cortar en trozos medianos.

2. Las frambuesas se pueden poner congeladas se pueden descongelar durante la noche en el estante superior del refrigerador.

3. Tome 200 ml de leche de arroz (en ausencia de ella, por supuesto, puede reemplazarla con leche sin grasa), escamas de

trigo sarraceno, rodajas de mandarina y piña, y batir a alta velocidad en una licuadora.

4.Dejar reposar durante unos 10-15 minutos. Durante este tiempo, las escamas de trigo sarraceno se hincharán.

5.Añadir otros 100 ml de bebida de arroz y ponche en la licuadora de nuevo. Si el batido todavía está espeso, lleve la bebida de agua o arroz a la concentración deseada.

6.Desmbargar con hojas de menta frescas.

nutrición:

•Calorías: 45

•Grasa: 0.3g

•Proteína: 8 g

•Hidratos de carbono: 9,3 g

Sándwich con lengua, rúcula y champignons

Tiempo de preparación: 5 minutos

Tiempo de cocción: 15 minutos

Porciones: 2

ingredientes:

- Pan de pitta de una sola pieza

- Llama de tomates de una sola pieza

- Un manojo de rúcula

- Champignons frescos de 5 oz

- 1 cucharadita de aceite de trufa

- 2 cucharadas de aceite de oliva

- Tomillo seco al gusto

- Pimienta negra molida al gusto

- Sal al gusto

- 3 1/2 oz lengua de ternera

Indicaciones:

1.Cortar la lengua en rodajas largas y delgadas y freír en aceite de oliva, sal, pimienta, y añadir tomillo al gusto.

2.Freír ligeramente los champignons en aceite de oliva, poner en un bol limpio, tratando de dejar el exceso de grasa en una sartén. Rocíe con aceite de trufa para dar sabor a las setas.

3.Ponga la rúcula, las rebanadas finas de tomate, setas y la lengua uniformemente en el pan de pita desplegado.

4.Envuelva firmemente, si es necesario, corte el exceso de pan de pita a lo largo de los bordes. Cortar en dos y servir.

nutrición:

•Calorías: 200

•Grasa: 13,6 g

•Proteína: 7,5 g

•Carbohidratos: 13 g

Buñuelos de coliflor

Tiempo de preparación: 10 minutos

Tiempo de cocción: 10 minutos

Porciones: 2

ingredientes:

• 1 taza de coliflor, triturada

• Un huevo, batido

• Una cucharada de harina de trigo, grano entero

• 1 oz de parmesano, rallado

• 1/2 cucharadita de pimienta negra molida

• Una cucharada de aceite de canola

Indicaciones:

1. In el recipiente de mezcla, mezclar juntos la coliflor triturada y el huevo.

2. Agregue harina de trigo, parmesano rallado y pimienta negra molida.

3. Remover la mezcla con la ayuda de la horquilla hasta que sea homogénea y suave.

4.Verter aceite de canola en la sartén y llevarlo a ebullición.

5.Hacer los buñuelos de la mezcla de coliflor con la ayuda de las yemas de los dedos, o utilizar una cuchara y transferir en el aceite caliente.

6.Asar los buñuelos durante 4 minutos desde cada lado a fuego medio-bajo.

nutrición:

•Calorías: 167

•Grasa: 12,3 g

•Fibra: 1,5 g

•Carbohidratos: 6,7 g

•Proteína: 8,8 g

Pollo Pita

Tiempo de preparación: 5 minutos

Tiempo de cocción: 20 minutos

Porciones: 4

ingredientes:

• Aceite de oliva una cucharada

• Pechuga de pollo de una sola pieza

• Pita de dos piezas

• Albahaca seca al gusto

• 3 cucharadas de yogur natural

• 1 cucharada de jugo de limón

• Un diente de ajo

• Un manojo (7 oz) ensalada verde

• Un tomate

• Dos cebolletas

• Un pepino

• Sal al gusto

• Pimienta negra molida al gusto

Indicaciones:

1. Sazonar las rebanadas de pollo con sal, pimienta y albahaca seca, freír en una sartén hasta que se cocine.

2.Poner pollo, ensalada, rodajas de tomate, pepino y cebolla en la mitad de los hoyos.

3.Mezclar yogur con jugo de limón y ajo, añadir a la ensalada en Pita.

nutrición:

•Calorías: 94

•Grasa: 1,8 g

•Proteína: 6 g

•Carbohidratos: 13 g

Aperitivos

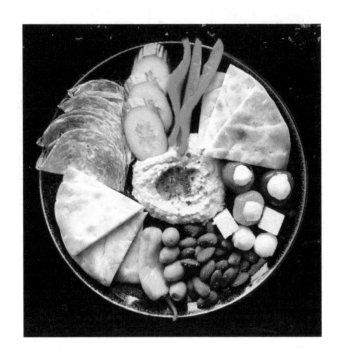

Picaduras de pepino

Tiempo de preparación: 10 minutos

Tiempo de cocción: 0 minutos

Porciones: 12

ingredientes:

• 1 Pepino inglés, cortado en 32 rondas

• 10 onzas de hummus 16 tomates cherry, reducidos a la mitad

• Una cucharada de perejil picado

• Queso feta de 1 onza, desmenuzado

Indicaciones:

1. Extender el hummus en cada ronda de pepino. Divida las mitades de tomate en cada una, espolvoree el queso y el perejil en la parte superior, y sirva como aperitivo.

nutrición:

• Calorías: 162 Grasa: 3.4g Carbohidratos: 6.4g

• Proteína: 2.4g Sodio: 702mg

12. Aguacate relleno

Tiempo de preparación: 10 minutos

Tiempo de cocción: 0 minutos

Porciones: 2

ingredientes:

- Un aguacate partido a la mitad y picado

- 10 onzas de atún enlatado, escurrido

- Dos cucharadas de tomates secados al sol, picados

- Pesto de albahaca de una cucharada y 1/2 cucharada

- Dos cucharadas de aceitunas negras, picadas y picadas

- Sal y pimienta negra al gusto

- Dos cucharaditas de piñones, tostados y picados

- Una cucharada de albahaca picada

Indicaciones:

1.Mezclar el atún con los tomates secados al sol y el resto de ingredientes excepto el aguacate y remover.

2. Rellenar las mitades de aguacate con la mezcla de atún y servir como aperitivo.

nutrición:

- Calorías: 233

- Grasa: 9g

- Hidratos de carbono: 11,4 g

- Proteína: 5.6g

- Sodio: 735 mg

Limón Ajo Sésamo Hummus Dip

Tiempo de preparación: 5 minutos

Tiempo de cocción: 0 minutos

Porciones: 1

ingredientes:

• Tahini, jugo de limón (recién exprimido)

• 2 cucharadas de aceite de oliva virgen extra

• 2 cucharadas de semillas de sésamo blanco tostado

• 3 dientes de ajo pelados y triturados

• 15 onzas de garbanzos drenados (líquido de reserva)

• 1 1/2 cucharada de cáscara de limón picada

• 1 cucharada de piel de naranja picada

• Sal marina Pimienta blanca

Indicaciones:

1. Combine semillas de sésamo, aceite de oliva virgen extra, ajo, garbanzos (reserve 1 cucharada para guarnecedir), jugo de limón y tahini en un procesador de alimentos.

2.Siga añadiendo el líquido de garbanzos solo si es necesario hasta la consistencia deseada.

3.Sazonar el hummus con sal marina y pimienta y descondicerar con los frijoles reservados. Espolvorear con limón y piel de naranja. Refrigerar hasta que se enfríe.

nutrición:

•Calorías: 60

•Carbohidratos: 6g

•Grasa: 3g

•Proteína: 2g

Aceitunas y quesos rellenos de tomates

Tiempo de preparación: 10 minutos

Tiempo de cocción: 0 minutos

Raciones: 24

ingredientes:

- 24 tomates cherry, corte superior e interiores sacados
- Dos cucharadas de aceite de oliva
- 1/4 cucharadita de escamas de pimiento rojo
- 1/2 taza de queso feta, desmenuzado
- Dos cucharadas de pasta de aceituna negra
- 1/4 taza de menta, rasgada

Indicaciones:

1.In un bol, mezclar la pasta de aceitunas con el resto de ingredientes excepto los tomates cherry y batir.

2. Rellenar los tomates cherry con esta mezcla, organizarlos todos en un plato, y servir.

nutrición:

- Calorías: 136

- Grasa: 8.6g

- Hidratos de carbono: 5,6 g

- Proteína: 5.1g

- Sodio: 648 mg

Tapenade de pimienta

Tiempo de preparación: 10 minutos

Tiempo de cocción: 0 minutos

Porciones: 4

ingredientes:

- 7 onzas de pimientos rojos asados, picados

- 1/2 taza de parmesano, rallado

- 1/3 taza de perejil picado

- 14 onzas de alcachofas enlas, escurridas y picadas

- Tres cucharadas de aceite de oliva

- 1/4 taza de alcaparras, escurridas

- Una y 1/2 cucharada de jugo de limón

- Dos dientes de ajo picados

Indicaciones:

1.In tu licuadora, combina bien los pimientos rojos con el parmesano y el resto de ingredientes y legumbres. Dividir en tazas y servir como aperitivo.

nutrición:

- Calorías: 200

- Grasa: 5.6g

- Hidratos de carbono: 12,4 g

- Proteína: 4.6g

- Sodio: 736 mg

Cremoso yogur griego y pepino

Tiempo de preparación: 5 minutos Tiempo de cocción: 0

minutos

Porciones: 1

ingredientes:

• 2 pepinos ingleses, finamente cortados en rodajas

• Eneldo de manojo pequeño 1 1/2 tazas de yogur griego bajo

en grasa

• 2 cucharadas de jugo de limón fresco

• 1 1/2 cucharadita de semillas de mostaza

• Sal gruesa y pimienta molida

Indicaciones:

1.Combine todos sus ingredientes en un tazón hasta que se

combinen bien y cavar en!

nutrición:

• Calorías: 21 carbohidratos: 2g

• Grasa: 0g Proteína: 23g

Cursos Principales

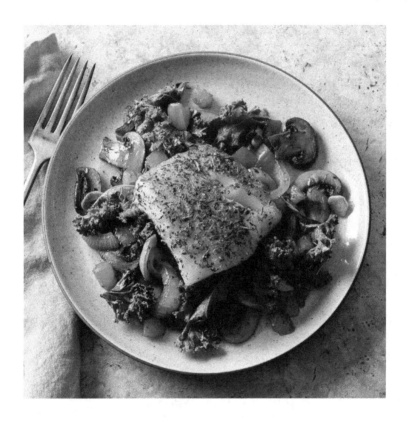

Goulash anticuado

Tiempo de preparación: 15 minutos

Tiempo de cocción: 9 horas 10 minutos

Porciones: 4

ingredientes:

- 1 1/2 libra de carne de cerdo a torce, picado

- 1 cucharadita de pimentón húngaro dulce

- 2 pimientos picantes húngaros, deveinados y picados

- 1 taza de puerros, picados

- 1 1/2 cucharadas de manteca de cerdo

- 1 cucharadita de semillas de alcaravea, molidas

- 4 tazas de caldo de verduras

- 2 dientes de ajo triturados

- 1 cucharadita de pimienta de Cayena

- 2 tazas de salsa de tomate con hierbas

- 1 1/2 libra de carne de cerdo a torce, picado

- 1 cucharadita de pimentón húngaro dulce

- 2 pimientos picantes húngaros, deveinados y picados

- 1 taza de puerros, picados

- 1 1/2 cucharadas de manteca de cerdo

- 1 cucharadita de semillas de alcaravea, molidas

- 4 tazas de caldo de verduras

- 2 dientes de ajo triturados

- 1 cucharadita de pimienta de Cayena

- 2 tazas de salsa de tomate con hierbas

Indicaciones:

1.Derretir la manteca de cerdo en una olla de fondo pesado a fuego medio-alto. Sear la carne de cerdo durante 5 a 6 minutos hasta que se dore por todos lados; reservar.

2.Añadir los puerros y el ajo; seguir cocinando hasta que se hayan ablandado.

3.Coloque la carne de cerdo reservada junto con la mezcla salteada en su crockpot. Poner en las otras fijaciones y remover para combinar.

4.Cubrir con la tapa y cocinar lentamente durante 9 horas en el ajuste más bajo.

nutrición:

- Calorías: 456

- Grasa: 27g

- Carbohidratos: 6.7g

- Proteína: 32g

- Fibra: 3.4g

Tazón griego

Tiempo de preparación: 10 minutos

Tiempo de cocción: 7 minutos

Porciones: 6

ingredientes:

• 1/4 taza de yogur griego

• 12 huevos

• 1/4 cucharadita de pimienta negra molida

• 1/2 cucharadita de sal 1 cucharada de aceite de aguacate

• 1 taza de tomates cherry, picados

• 1 taza de quinua, cocinada 1 taza de cilantro fresco, picada

• 1 cebolla roja, en rodajas

Indicaciones:

2.Hervir los huevos en el agua dentro de 7 minutos. Luego

enfriarlos en el agua fría y pelarlos.

3.Picar los huevos más o menos y ponerlos en la ensalaca.

4.Agregue yogur griego, pimienta negra molida, sal, aceite de

aguacate, tomates, quinua, cilantro y cebolla roja.

5. Agitar bien la mezcla. servir.

nutrición:

• Calorías: 253

• Proteína: 16.2g

• Hidratos de carbono: 22,4 g

• Grasa: 11g

• Fibra: 2.9g

Avena de la mañana

Tiempo de preparación: 5 minutos

Tiempo de cocción: 0 minutos Porciones: 2

ingredientes:

• Pecanas de 1 oz, picadas

• 1/4 taza de avena

• 1/2 taza de yogur natural

• 1 fecha, picada

• 1/2 cucharadita de extracto de vainilla

Indicaciones:

1. Mezclar todos los ingredientes y dejar durante 5 minutos.

2. A continuación, transferir la comida a los tazones de

servicio.

nutrición:

• Calorías: 196 Proteína: 6.5g Carbohidratos: 16.5g

• Grasa: 11.6g Fibra: 2.9g

Arroz y boniatos rellenos de arándanos

Tiempo de preparación: 15 minutos

Tiempo de cocción: 20 minutos

Porciones: 4

ingredientes:

- 2 tazas de arroz silvestre cocido

- 1/2 taza de arándanos secos

- 1/2 taza de avellanas picadas

- 1/2 taza de acelgas suizas trituradas

- 1 cucharadita de tomillo fresco picado

- 1 cebolleta, partes blancas y verdes, sal marina pelada y finamente cortada y pimienta negra recién molida, al gusto

- 4 batatas, horneadas en la piel hasta que estén tiernas

Indicaciones:

1. Precalentar el horno a 400°F (205°C).

2. Combinar todos los ingredientes, a excepción de los boniatos, en un bol grande. Remover para mezclar bien.

3.Cortar el tercio superior de la batata de alambre de longitud, a continuación, recoger la mayor parte de la carne de batata hacia fuera.

4.Llene la patata con la mezcla de arroz silvestre, luego establezca la batata en una hoja de hornear engrasada.

5.Hornear en el horno precalentado durante 20 minutos o hasta que la piel de la batata esté ligeramente carbonizada. Servir inmediatamente.

nutrición:

•Calorías: 393

•Grasa: 7.1g

•Proteína: 10.2g

•Carbohidratos: 76.9g

•Fibra: 10.0g

•Sodio: 93mg

Ensalada de tomates secados al sol

Tiempo de preparación: 15 minutos Tiempo de cocción: 0

minutos

Porciones: 4 Ingredientes:

•1 taza de tomates secados al sol, picados

•4 huevos, duros, pelados y picados

•1/2 taza de aceitunas, deshuesadas, picadas

•1 cebolla roja pequeña, finamente picada

•1/2 taza de yogur griego

•1 cucharadita de jugo de limón

•1 cucharadita de condimentos italianos

Indicaciones:

1.In la ensala, mezclar todos los ingredientes y agitar bien.

Nutrición: Calorías: 120 Proteína: 8.8g Carbohidratos: 5.9g

•Grasa: 7.1g Fibra: 1.5g

Espaguetis fáciles de nogal y ricotta

Tiempo de preparación: 15 minutos

Tiempo de cocción: 10 minutos

Porciones: 6

ingredientes:

• Espaguetis de trigo integral cocidos de 1 libra (454 g)

• 2 cucharadas de aceite de oliva virgen extra

• 4 dientes de ajo picados

• 3/4 taza de nueces, tostadas y finamente picadas

• 2 cucharadas de queso ricotta

• 1/4 taza de perejil de hoja plana, picado

• 1/2 taza de queso parmesano rallado

• Sal marina Pimienta molida

Indicaciones:

1.Reserve una taza de agua de espagueti mientras cocina los espaguetis. Calentar el aceite de oliva en una sartén antiadherente a fuego medio-bajo o hasta que bri brible.

2.Añadir el ajo y saltear durante un minuto o hasta que esté fragante. Vierta el agua de espagueti en la sartén y cocine durante 8 minutos más.

3.Apague, luego mezcle las nueces y el queso ricotta.

4.Ponga los espaguetis cocidos en un plato grande para servir, luego vierta la salsa de nuez. Untar con perejil y parmesano, luego espolvorear con sal y pimienta molida. Lanar para servir.

nutrición:

• Calorías: 264

• Grasa: 16.8g

• Proteína: 8.6g

• Carbohidratos: 22.8g

• Fibra: 4.0g Sodio: 336mg

Pollo Cacciatore

Tiempo de preparación: 15 minutos

Tiempo de cocción: 1 hora y 30 minutos

Porciones: 2

ingredientes:

•11/2 libras (680 g) de muslos de pollo con hueso, piel

removida y palmaditas secas

•Sal, al gusto

•2 cucharadas de aceite de oliva

•1/2 cebolla grande, en rodajas finas

•4 onzas (113 g) de setas baby bella, en rodajas

•1 pimiento dulce rojo, y luego cortar en trozos de 1 pulgada

•1 (15 onzas / 425 g) tomates tostados al fuego triturados

•1 ramita de romero fresco

•1/2 taza de vino tinto seco

•1 cucharadita de condimento de hierbas italianas

•1/2 cucharadita de ajo en polvo

•3 cucharadas de harina

Indicaciones:

1.Sazonar los muslos de pollo con una generosa pizca de sal.

2.Calentar el aceite de oliva en un horno holandés a fuego medio-alto. Añadir el pollo &adorar durante 5 minutos por lado.

3.Añadir la cebolla, las setas y la pimienta dulce al horno holandés y saltear durante otros 5 minutos.

4.Añadir los tomates, romero, vino, condimento italiano, ajo en polvo, y la sal, removiendo bien.

5.Llevar la mezcla a ebullición, luego bajar el fuego a bajo. Dejar cocer a fuego lento durante al menos 1 hora, removiendo de vez en cuando, o hasta que el pollo esté tierno y se aleje fácilmente del hueso.

6.Mida 1 taza de la salsa de la olla y colóquela en un tazón. Añadir la harina y batir bien para hacer una suspensión.

7.Ahora, aumentar el calor a medio-alto y batir lentamente la suspensión en la olla. Remover hasta que llegue a ebullición y cocinar hasta que la salsa se espese.

8.Retire el pollo de los huesos y triza, y añádalo de nuevo a la salsa antes de servir, si lo desea.

nutrición:

• Calorías: 520

• Grasa: 23.1g

• Proteína: 31.8g

• Carbohidratos: 37.0g

• Fibra: 6.0g

• Sodio: 484mg

Pavo de cocción lenta y arroz integral

Tiempo de preparación: 15 minutos

Tiempo de cocción: 3 horas y 10 minutos

Porciones: 6

ingredientes:

• 1 cucharada de aceite de oliva virgen extra

• 11/2 libras (680 g) de pavo molido

• 2 cucharadas de salvia fresca picada, dividida

• 2 cucharadas de tomillo fresco picado, dividido

• 1 cucharadita de sal marina

• 1/2 cucharadita de pimienta negra molida

• 2 tazas de arroz integral

• 1 (14 onzas/397-g) puede tomates guisados, con el jugo

• 1/4 taza de aceitunas Kalamata picadas y cortadas en rodajas

• 3 calabacines medianos, cortados en rodajas finas

• 1/4 taza de perejil fresco picado de hoja plana

• 1 cebolla amarilla mediana, picada

• 1 cucharada más 1 cucharadita de vinagre balsámico

•2 tazas de caldo de pollo bajo en sodio

•2 dientes de ajo picados

•1/2 taza de queso parmesano rallado, para servir

Indicaciones:

1. Calentar el aceite de oliva en una sartén antiadherente a fuego medio-alto hasta que bri brinte.

2.Añadir el pavo molido y espolvorear con 1 cucharada de salvia, 1 cucharada de tomillo, sal y pimienta negra molida.

3. Saltear durante 10 minutos o hasta que el pavo molido esté ligeramente dorado.

4.Vierta en la olla lenta, luego vierta los ingredientes restantes, a excepción del parmesano. Remover para mezclar bien.

5.Cocine en alto dentro de las 3 horas o hasta que el arroz y las verduras estén tiernos.

6.Ponlo en un tazón grande, luego untar con queso parmesano antes de servir.

nutrición:

- Calorías: 499

- Grasa: 16.4g

- Proteína: 32.4g

- Carbohidratos: 56.5g

- Fibra: 4.7g

- Sodio: 758mg

Pan plano con paté de hígado de pollo

Tiempo de preparación: 15 minutos

Tiempo de cocción: 2 horas 15 minutos

Porciones: 4

ingredientes:

• 1 cebolla amarilla, finamente picada

• 10 onzas de hígados de pollo

• 1/2 cucharadita de mezcla de condimentos mediterráneos

• 4 cucharadas de aceite de oliva

• 1 diente de ajo picado

Para el Pan Plano:

• 1 taza de agua tibia

• 1/2 mantequilla de palo

• 1/2 taza de harina de lino

• 1 1/2 cucharadas de cáscaras de psyllium

• 1 1/4 tazas de harina de almendras

Indicaciones:

1. Pulse los hígados de pollo junto con la mezcla de condimentos, aceite de oliva, cebolla y ajo en su procesador de alimentos; reserva.

2.Mezclar los ingredientes secos para el pan plano. Mezclar en todos los ingredientes húmedos. Batir para combinar bien.

3.Reservar a temperatura ambiente dentro de las 2 horas. Dividir la masa en 8 bolas y rodar hacia fuera en una superficie plana.

4.In una sartén ligeramente engrasada, cocine su pan plano durante 1 minuto por cada lado o hasta que esté dorado.

nutrición:

•Calorías: 395

•Grasa: 30.2g

•Carbohidratos: 3.6g

•Proteína: 17.9g Fibra: 0.5g

Giroscopios de pollo con salsa Tzatziki

Tiempo de preparación: 15 minutos Tiempo de cocción: 10 minutos

Porciones: 2

ingredientes:

• 2 cucharadas de zumo de limón recién exprimido

• 2 tbsps. aceite de oliva, dividido, y más para engrasar la parrilla

• 1 cucharadita de orégano fresco picado

• 1/2 cucharadita de ajo en polvo

• Sal, al gusto

• 8 onzas (227 g) de pollo tierno

• 1 berenjena pequeña, cortada en tiras de 1 pulgada longitudinalmente

• 1 calabacín pequeño, cortado en tiras de 1/2 pulgada longitudinalmente

- 1/2 pimiento rojo, sembrado y cortado por la mitad longitudinalmente
- 1/2 pepino inglés, pelado y picado
- 3/4 taza de yogur griego natural
- 1 cucharada de eneldo fresco picado
- 2 (8 pulgadas) piezas de pan de pita

Indicaciones:

1. Combine el jugo de limón, 1 cucharada de aceite de oliva, orégano, polvo de ajo y sal en un tazón mediano. Añadimos el pollo y dejamos marinar durante 30 minutos.

2. Coloque la berenjena, el calabacín y el pimiento rojo en un tazón de mezcla grande y espolvoree con sal y la cucharada restante de aceite de oliva. Lazo bien a la capa. Deje reposar las verduras mientras el pollo se marina.

3. Hacer la salsa tzatziki: Combine el pepino, el yogur, la sal y el eneldo en un tazón mediano. Remover bien para incorporar y dejar a un lado en la nevera.

4. Cuando esté listo, precaliente la parrilla a fuego medio-alto y engrase las rejillas de la parrilla.

5.Drene cualquier líquido de las verduras y colótelas en la parrilla.

6.Retire las ofertas de pollo del adobo y colótelas en la parrilla.

7.Asar el pollo y las verduras durante 3 minutos por lado, o hasta que el pollo ya no esté rosado dentro. Retire el pollo y las verduras de la parrilla y desé reserve. En la parrilla, calienta las pitas durante unos 30 segundos, volteándolas con frecuencia. ivide las tiernas de pollo y verduras entre las pitas y la parte superior cada uno con 1/4 taza de la salsa preparada. Enrolla las pitas como un cono y sirve.

nutrición:

•Calorías: 586

•Grasa: 21.9g

•Proteína: 39.0g

•Carbohidratos: 62.0g

•Fibra: 11.8g

•Sodio: 955mg

Pollo Piccata

Tiempo de preparación: 10 minutos

Tiempo de cocción: 15 minutos

Porciones: 6

ingredientes:

• 1/2 taza de harina de trigo integral

• 1/2 cucharadita de sal marina

• 1/8 cucharadita de pimienta negra recién molida

• Pechugas de pollo deshuesadas y sin piel, cortadas en seis trozos y machacados de 1/2 pulgada de espesor

• Tres cucharadas de aceite de oliva virgen extra

• 1 taza de caldo de pollo sin asar

• 1/2 taza de vino blanco seco

• Jugo de 1 limón

• Ralladura de 1 limón

• 1/4 taza de alcaparras drenadas y enjuagadas

• 1/4 taza de hojas de perejil frescas picadas

Indicaciones:

1. In un plato poco profundo, batir la harina, la sal marina y la pimienta. Dragar el pollo en la harina y aprovechar cualquier exceso.

2. In una sartén ancha a fuego medio-alto, calentar el aceite de oliva hasta que brible.

3. Añadir el pollo y cocinar durante unos 4 minutos por lado hasta que se dore. Retiramos el pollo de la sartén y apartamos, con papel de aluminio para mantenernos calientes.

4. Devolver la sartén a calentar y añadir el caldo, vino, jugo de limón, ralladura de limón, y alcaparras. Use el lado de la cuchara para frotar y doblar en cualquier pedacito marrón de la parte inferior de la sartén. Cocine a fuego lento durante 3 a 4 minutos, removiendo, hasta que el líquido espese. Retiramos la sartén del fuego y devolvemos el pollo a la sartén. A su vez a la capa. Remover en el perejil y servir.

nutrición:

- Calorías: 153

- Proteína: 8g

- Carbohidratos totales: 9g

- Grasa total: 9g

Lentejas y arroz mediterráneos

Tiempo de preparación: 5 minutos

Tiempo de cocción: 25 minutos

Porciones: 4

ingredientes:

•Caldo de verduras con 21/4 tazas bajas en sodio o sin sal agregadas

•1/2 taza de lentejas marrones o verdes sin cocer

•1/2 taza de arroz integral instantáneo sin cocer

•1/2 taza de zanahorias en dados (aproximadamente una zanahoria)

•1/2 taza de apio en dados (aproximadamente un tallo)

•1 (2.25 onzas) puede rebanadas de aceitunas, escurridas (aproximadamente 1/2 taza)

•1/4 taza de cebolla roja en dados (aproximadamente 1/8 de cebolla)

•1/4 taza de perejil fresco picado de hojas rizadas

•11/2 cucharadas de aceite de oliva virgen extra

• Una cucharada de zumo de limón recién exprimido

• Un diente de ajo, picado (aproximadamente 1/2 cucharadita)

• 1/4 cucharadita kosher o sal marina

• 1/4 cucharadita de pimienta negra recién molida

Indicaciones:

1.In una sartén a fuego alto, llevar el caldo y las lentejas a

ebullición, cubrir y bajar el fuego medio-bajo. Cocine durante

8 minutos.

2.Aumentar el ajuste a medio, y remover en el arroz. Cubra la

olla y cocine la mezcla durante 15 minutos, o hasta que se

absorba el líquido. Quite la olla del fuego y déjela reposar,

cubierta, durante 1 minuto, luego revuelva.

3.Mezcle las zanahorias, el apio, las aceitunas, la cebolla y el

perejil en un tazón grande.

4.In un tazón, pegue el aceite, el jugo de limón, el ajo, la sal y

la pimienta. reservar.

5. Mientras las lentejas y el arroz están cocidos, añádalos al

tazón de servir. Transfiere el aderezo por encima, y mezcla

todo. Servir caliente o frío, o almacenar en un recipiente sellado en el refrigerador por hasta 7 días.

nutrición:

- Calorías: 230

- Grasa total: 8g

- Carbohidratos totales: 34g

- Fibra: 6g

- Proteína: 8g

Pollo dominical con ensalada de coliflor

Tiempo de preparación: 15 minutos

Tiempo de cocción: 20 minutos

Porciones: 2

ingredientes:

• 1 cucharadita de pimentón caliente

• 2 cucharadas de albahaca fresca, cortada

• 1/2 taza de mayonesa

• 1 cucharadita de mostaza

• 2 cucharaditas de mantequilla

• 2 alitas de pollo

• 1/2 taza de queso cheddar, rallado

• Sal marina

• Pimienta negra molida

• 2 cucharadas de jerez seco

• 1 chalote, finamente picado

• 1/2 cabeza de coliflor

Indicaciones:

1.Hervir la coliflor con agua salada en una olla hasta que se haya ablandado; cortar en pequeñas flores y colocar en un tazón de ensalada.

2.Derretir la mantequilla en una cacerola a fuego medio-alto. Cocine el pollo durante unos 8 minutos o hasta que la piel esté crujiente y dorada. Sazonar con sal de pimentón caliente, y pimienta negra.

3. Batir la mayonesa, mostaza, jerez seco, y chalote, y vestir su ensalada. Tapa con queso cheddar y albahaca fresca.

nutrición:

• Calorías: 444 Grasa: 36g Carbohidratos: 5.7g

• Proteína: 20.6g Fibra: 4.3g

Una sartén de pollo toscano

Tiempo de preparación: 10 minutos

Tiempo de cocción: 25 minutos

Porciones: 6

ingredientes:

• 1/4 taza de aceite de oliva virgen extra, dividido

• Pechugas de pollo deshuesadas y sin piel de 1 libra, cortadas

en trozos de 3/4 de pulgada Una cebolla, picada

• Un pimiento rojo picado, picado

• Tres dientes de ajo picados

• 1/2 taza de vino blanco seco

• 1 (14 onzas) de tomates triturados, sin desnrenar

• 1 (14 onzas) de tomates en dados, escurridos

• 1 (14 onzas) lata de frijoles blancos, escurridos

• Una cucharada de condimento italiano seco

• 1/2 cucharadita de sal marina

• 1/8 cucharadita de pimienta negra recién molida

• 1/8 cucharadita de escamas de pimiento rojo

•1/4 taza de hojas de albahaca fresca picadas

Indicaciones:

1.In una sartén grande a fuego medio-alto, calentar dos cucharadas de aceite de oliva hasta que brible.

2.Añadir el pollo y cocinar durante unos 6 minutos, removiendo, hasta que se dore. Retire el pollo de la sartén y guárdelo en un plato, con carpa con papel de aluminio para mantenerse caliente.

3.Devolver la sartén para calentar y calentar las dos cucharadas restantes de aceite de oliva hasta que brible.

4.Añadir la cebolla y el pimiento rojo. Cocine durante unos 5 minutos, removiendo de vez en cuando, hasta que las verduras estén suaves.

5.Añadir el ajo y cocinar durante 30 segundos, removiendo constantemente.

6.Revuelva en el vino, y utilice el lado de la cuchara para raspar y doblar en cualquier pedacitos marrones de la parte inferior de la sartén. Cocine durante 1 minuto, removiendo.

7.Agregue los tomates triturados y picados, frijoles blancos,

condimentos italianos, sal marina, pimienta y escamas de

pimiento rojo. Llevar a fuego lento y reducir el calor a medio.

Cocine durante 5 minutos, removiendo de vez en cuando.

8.Devolver el pollo y los jugos que se han recogido a la sartén.

Cocine de 1 a 2 minutos hasta que el pollo se caliente. Retirar

del fuego y remover en la albahaca antes de servir.

nutrición:

•Calorías: 271 Proteína: 14g Carbohidratos totales: 29g

•Fibra: 8g Grasa total: 0g

Papaya, Jícma y Guisantes Rice Bowl

Tiempo de preparación: 20 minutos Tiempo de cocción: 45

minutos

Porciones: 4

ingredientes:

salsa:

• Jugo de 1/4 de limón

• 2 cucharaditas de albahaca fresca picada

• 1 cucharada de miel cruda

• 1 cucharada de aceite de oliva virgen extra

• Sal marina, al gusto

arroz:

• 11/2 tazas de arroz silvestre

• 2 papayas, peladas, sembradas y cortadas en dados

• 1 jícoma, pelado y triturado

• 1 taza de guisantes de nieve, julienned

• 2 tazas de repollo triturado

• 1 cebolleta, partes blancas y verdes, picadas

Indicaciones:

1.Mezclar los ingredientes para la salsa en un bol. Remover para mezclar bien. Apartar hasta que esté listo para usar.

2.Verter el arroz silvestre en una cacerola, luego verter suficiente agua para cubrir. Llevar a ebullición.

3.Reducir el calor a bajo, luego cocer a fuego lento durante 45 minutos o hasta que el arroz silvestre es suave y regordete. Escurrir, luego poner en un tazón grande.

4.Top el arroz con papayas, jícoma, guisantes, repollo y cebolleta. Vierta la salsa encima y revuelva para mezclar bien antes de servir.

nutrición:

• Calorías: 446 Grasa: 7.9g Proteína: 13.1g

• Carbohidratos: 85.8g Fibra: 16.0g Sodio: 70mg

Pilaf de arroz, apio y coliflor silvestres

Tiempo de preparación: 15 minutos Tiempo de cocción: 45 minutos

Porciones: 4

ingredientes:

• 1 cucharada de aceite de oliva taza de arroz silvestre

• 2 tazas de caldo de pollo bajo en sodio

• 1 cebolla dulce, picado 2 tallos de apio, picado

• 1 cucharadita de ajo picado

• 2 zanahorias, peladas, reducidas a la mitad longitudinalmente y cortadas en rodajas

• 1/2 cabeza de coliflor, cortada en pequeñas flores

• 1 cucharadita de tomillo fresco picado Sal marina, al gusto

Indicaciones:

1.Calentar el horno a 350° F. Forrar una hoja de hornear con papel de pergamino y grasa con aceite de oliva.

2.Poner el arroz silvestre en una cacerola, luego verter en el caldo de pollo. Llevar a ebullición. Reduzca el calor a bajo y cocine a fuego lento durante 30 minutos o hasta que el arroz esté regordete.

3. Mientras tanto, caliente el aceite de oliva restante en una sartén a prueba de horno a fuego medio-alto hasta que bri brinte.

4.Añadir la cebolla, el apio y el ajo a la sartén y saltear durante 3 minutos o hasta que la cebolla sea translúcida. Añadir las zanahorias y la coliflor a la sartén y saltear durante 5 minutos. Apague el calor y délo a un lado.

5.Verter el arroz cocido en la sartén con las verduras. Espolvorear con tomillo y sal.

6.Fijar la sartén en el horno precalentado y hornear durante 15 minutos o hasta que las verduras estén suaves. Servir inmediatamente.

Nutrición: Calorías: 214 Grasa: 3.9g Proteína: 7.2g

Carbohidratos: 37.9g Fibra: 5.0g Sodio: 122mg

Berenjena israelí, garbanzo y salteado de menta

Tiempo de preparación: 5 minutos

Tiempo de cocción: 10 minutos

Porciones: 4

ingredientes:

•Spray antiadherente para cocinar

•Una berenjena de globo medio (alrededor de 1 libra)

•Una cucharada de aceite de oliva virgen extra

•Dos cucharadas de zumo de limón recién exprimido

•Dos cucharadas de vinagre balsámico

•Una cucharadita de comino molido

•1/4 cucharadita kosher o sal marina

•1 (15 onzas) de garbanzos de lata, escurridos y enjuagados

•1 taza de cebolla dulce en rodajas (aproximadamente 1/2 cebolla mediana Walla Walla o Vidalia)

•1/4 taza de hojas de menta picadas holgadamente empacadas

• Una cucharada de semilla de sésamo, tostada si se desea

• Un diente de ajo, finamente picado (aproximadamente 1/2 cucharadita)

Indicaciones:

1. Coloque un estante de horno alrededor de 4 pulgadas por debajo del elemento de pollo de engorde. Gire el pollo de engorde al ajuste máximo para precalentar. Rocíe una hoja de hornear grande con borde con aerosol de cocina antiadherente.

2.Cortar la berenjena longitudinalmente en cuatro losas (cada pieza debe ser de aproximadamente 1/2- a 5/8 de pulgada de espesor). Coloque las losas de berenjena en la hoja de hornear preparada. reservar.

3.In un tazón, pegue el aceite, el jugo de limón, el vinagre, el comino y la sal: cepille o llovizna dos cucharadas del aderezo de limón sobre ambos lados de las losas de berenjena. Espera el apósito residual.

4.Asar la berenjena debajo del elemento de calentamiento durante 4 minutos, voltearlas, luego asar durante otros 4 minutos, hasta que estén doradas.

5. Mientras la berenjena está asando, combine los garbanzos, la cebolla, la menta, las semillas de sésamo y el ajo en un tazón de servicio. Añadir el aderezo reservado y mezclar suavemente para incorporar todos los ingredientes.

6. Cuando la berenjena esté completa, usando pinzas, transfiera las losas de la hoja de hornear a un estante de enfriamiento y enfríe durante 3 minutos. Cuando esté algo enfriado, coloque la berenjena en una tabla de cortar y corte cada losa transversalmente en tiras de 1/2 pulgada. Añadir la berenjena al recipiente de la porción con la mezcla de cebolla. Tire suavemente todo junto, y sirva caliente o a temperatura ambiente.

nutrición:

• Calorías: 159 Grasa Total: 4g Carbohidratos Totales: 26g
• Fibra: 7g Proteína: 6g

Albóndigas rellenas de Brie

Tiempo de preparación: 15 minutos

Tiempo de cocción: 25 minutos

Porciones: 5

ingredientes:

• 2 huevos, cerdo molido batido de 1 libra

• 1/3 taza de crema doble

• 1 cucharada de perejil fresco

• Sal kosher y pimienta negra molida

• 1 cucharadita de romero seco

• 10 (cubos de 1 pulgada) de queso brie

• 2 cucharadas de cebolletas picadas

• 2 dientes de ajo picados

Indicaciones:

1.Mezclar todos los ingredientes, excepto el queso brie, hasta

que todo esté bien incorporado.

2.Enrolle la mezcla en 10 empanadas. Coloque el queso en el

centro de cada empanada y enrolle en una bola, asar en el

horno precalentado a 0 grados F durante aproximadamente 20 minutos.

nutrición:

- Calorías: 302

- Grasa: 13g

- Carbohidratos: 1.9g

- Proteína: 33.4g

- Fibra: 0.3g

marisco

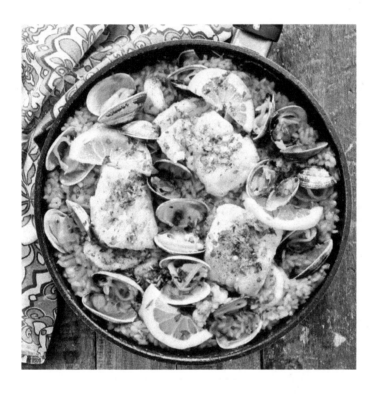

Empanadas de atún y calabacín

Tiempo de preparación: 10 minutos

Tiempo de cocción: 12 minutos

Porciones: 4

ingredientes:

• Tres rebanadas de pan sándwich de trigo integral, tostado

• 2 (5 onzas / 142 g) latas de atún en aceite de oliva, escurrido

• 1 taza de calabacín triturado

• Un huevo grande, ligeramente batido

• 1/4 taza de pimiento rojo en dados

• Una cucharada de orégano seco

• Una cucharadita de ralladura de limón

• 1/4 cucharadita de pimienta negra recién molida

• 1/4 cucharadita kosher o sal marina

• Una cucharada de aceite de oliva virgen extra

• Ensaladas verdes o cuatro rollos de trigo integral, para servir

(opcional)

Indicaciones:

1.Desmenuzca las tostadas en migas de pan con los dedos (o usa un cuchillo para cortar en cubos de 1/4 de pulgada) hasta que tengas 1 taza de migas holgadas. Vierta las migajas en un tazón grande. Agregue el atún, el calabacín, el huevo batido, el pimiento, el orégano, la ralladura de limón, la pimienta negra y la sal. Mezclar bien con un tenedor. Usando sus manos, forme la combinación en cuatro empanadas (tamaño de 1/2 taza). Colócalos en un plato y presiona cada empanada plana a aproximadamente 3/4 de pulgada de espesor.

2.In un frypan a fuego medio-alto, calentar el aceite hasta que esté muy caliente, unos 2 minutos.

3.Agregue las empanadas al aceite caliente, luego reduzca el calor a medio. Cocine las empanadas durante 5 minutos, voltee con una espátula y cocine durante 5 minutos adicionales. Sirva las empanadas en ensaladas verdes o rollos de trigo integral, si lo desea.

nutrición:

- Calorías: 757

- Grasa: 72.0g

- Proteína: 5.0g

- Carbohidratos: 26.0g

- Fibra: 4.0g

- Sodio: 418mg

Fácil mariscos guiso francés

Tiempo de preparación: 10 minutos

Tiempo de cocción: 45 minutos

Porciones: 12

ingredientes:

• Pimienta y sal 1/2 lb. almejas littleneck

• 1/2 lb. mejillones 1 lb. camarones, pelados y deveinados

• 1 langosta grande

• 2 lbs. surtido de pescado fresco entero pequeño, escamado y

limpiado 2 cucharadas de perejil, finamente picado

• 2 cucharadas de ajo picado

• 1 taza de hinojo, julienned

• Jugo y ralladura de una naranja

• 3 tazas de tomates, pelados, sembrados y picados

• 1 taza de puerros, julienned

• Pizca de azafrán

Ingredientes del guiso:

• 1 taza de vino blanco

- Agua

- Huesos de pescado de 1 libra

- 2 ramitas de tomillo

- 8 granos de pimienta

- 1 hoja de laurel

- 3 dientes de ajo

- Sal y pimienta

- 1/2 taza de apio picado

- 1/2 taza de cebolla picada

- 2 cucharadas de aceite de oliva

Indicaciones:

1.Do el guiso: Calentar el aceite en una cacerola grande. Saltear el apio y las cebollas durante 3 minutos. Sazonar con pimienta y sal. Revuelva el ajo y cocine durante aproximadamente un minuto. Agregue el tomillo, los granos de pimienta y las hojas de laurel. Revuelva el vino, el agua y los huesos de pescado. Déjelo hervir entonces antes de reducirlo a fuego lento. Quitar la sartén del fuego y colar el caldo en otro recipiente.

2. Para el Bouillabaisse: Traiga el caldo colado a fuego lento y revuelva el perejil, los puerros, el jugo de naranja, la ralladura de naranja, el ajo, el hinojo, los tomates y el azafrán. Espolvorear con pimienta y sal. Revuelva en las langostas y los peces. Déjelo cocer a fuego lento durante ocho minutos antes de remover en las almejas, mejillones y camarones. Durante seis minutos, dejar cocer mientras está cubierto antes de condimentar de nuevo con pimienta y sal.

3.Montar en un plato poco profundo todos los mariscos y verter el caldo sobre él.

nutrición:

•Calorías: 348 Carbohidratos: 20.0g

•Proteína: 31.8g Grasa: 15.2g

Salmón glaseado balsámico-miel

Tiempo de preparación: 2 minutos

Tiempo de cocción: 8 minutos

Porciones: 4

ingredientes:

•1/2 taza de vinagre balsámico

•Una cucharada de miel

•4 filetes de salmón (8 onzas / 227 g)

•Sal marina y pimienta recién molida

•Una cucharada de aceite de oliva

Indicaciones:

1.Calentar una sartén a fuego medio-alto. Mezclar el vinagre y la miel en un bol pequeño.

2. Sazonar los filetes de salmón con sal marina y pimienta recién molida; cepillarse con el esmalte balsámico de miel.

3.Añadir el aceite de oliva a la sartén, luego cosa los filetes de salmón, cocinando durante 3 a 4 minutos por cada lado hasta que estén ligeramente dorados y medio raros en el centro.

4.Dejar reposar durante 5 minutos antes de servir.

nutrición:

•Calorías: 454

•Grasa: 17.3g

•Proteína: 65.3g

•Carbohidratos: 9.7g

•Fibra: 0g

•Sodio: 246mg

Loco Saganaki Camarón

Tiempo de preparación: 10 minutos

Tiempo de cocción: 10 minutos

Porciones: 4

ingredientes:

• 1/4 cucharadita de sal

• 1/2 taza Chardonnay

• 1/2 taza de queso feta griego desmenuzado

• 1 bombilla mediana. hinojo, con núcleo y finamente picado

• 1 pimiento pequeño de Chile, sembrado y picado

• 1 cucharada de aceite de oliva virgen extra

• 12 camarones jumbo, pelados y deveinados con colas dejadas

en 2 cucharadas de jugo de limón, divididos

• 5 cebolletas cortadas en rodajas finas de pimienta al gusto

Indicaciones:

1.In un tazón mediano, mezcle sal, jugo de limón y camarones.

2. En fuego medio, coloque una sartén saganaki (o cacerola

antiadherente grande) y caliente el aceite.

3.Saltear la pimienta de Chile, las cebolletas, y el hinojo durante 4 minutos o hasta que comience a dorar y ya esté suave.

4.Añadir el vino y saltear durante otro minuto.

5. Coloque los camarones en la parte superior del hinojo, cubra y cocine durante 4 minutos o hasta que los camarones estén rosados.

6.Retire sólo el camarón y transferir a un plato.

7.Agregue pimienta, feta y 1 cucharada de jugo de limón a la sartén y cocine por un minuto o hasta que el queso comience a derretirse.

8.To servir, colocar la mezcla de queso e hinojo en un plato de servir y rematar con camarones.

nutrición:

•Calorías: 310 Proteína: 49.7g

•Grasa: 6.8g

•Carbohidratos: 8.4g

Cremoso Tocino-Pescado Chowder

Tiempo de preparación: 10 minutos

Tiempo de cocción: 30 minutos

Porciones: 8

ingredientes:

- 1 1/2 lbs. de bacalao

- 1 1/2 cucharadita de tomillo seco

- 1 cebolla grande, picada

- 1 zanahoria mediana, toscamente picada

- 1 cucharada de mantequilla, cortada en trozos pequeños

- 1 cucharadita de sal, dividida

- 3 1/2 tazas de patata para hornear, peladas y en cubos

- 3 rodajas de tocino crudo

- 3/4 cucharadita de pimienta negra recién molida, dividida

- 4 1/2 tazas de agua

- 4 hojas de laurel

- 4 tazas 2% de leche reducida en grasa

Indicaciones:

1.In una sartén grande, añadir el agua y las hojas de laurel y dejar que se cuezca a fuego lento. Añadir el pescado. Cubrir y dejar cocer a fuego lento un poco más hasta que la carne se escape fácilmente con un tenedor. Retiramos el pescado de la sartén y lo cortamos en trozos grandes. Apartar el líquido de cocción.

2.Coloque el horno holandés a fuego medio y cocine el tocino hasta que esté crujiente. Retiramos el tocino y reservamos los chorretes de tocino. Triturar el tocino y ponerlo a un lado.

3.Revuelva la patata, la cebolla y la zanahoria en la sartén con los goteos de tocino, cocine a fuego medio durante 10 minutos. Agregue el líquido de cocción, las hojas de laurel, 1/2 cucharadita de sal, 1/4 de cucharadita de pimienta y el tomillo, déjelo hervir. Baje el fuego y deje cocer a fuego lento durante 10 minutos. Añadir la leche y la mantequilla, cocer a fuego lento hasta que las patatas se vuelvan tiernas, pero no hervir. Añadir el pescado, 1/2 cucharadita de sal, 1/2

cucharadita de pimienta. Retire las hojas de laurel.

4.Servir espolvoreado con el tocino triturado.

nutrición:

•Calorías: 400

•Carbohidratos: 34.5g

•Proteína: 20.8g

•Grasa: 19.7g

Salmón sellado con salsa de crema de limón

Tiempo de preparación: 10 minutos Tiempo de cocción: 20 minutos

Porciones: 4

ingredientes:

•4 filetes de salmón (5 onzas/142 g)

•Sal marina y pimienta negra recién molida

•Una cucharada de aceite de oliva virgen extra

•1/2 taza de caldo vegetal bajo en sodio

•Jugo y ralladura de 1 limón

•Una cucharadita de tomillo fresco picado

•1/2 taza de crema agria sin grasa

•Una cucharadita de miel

•Una cucharada de cebolleta fresca picada

Indicaciones:

1.Precalentar el horno a 400°F

2.Sazonar el salmón casualmente por ambos lados con sal y pimienta. Colocamos un frypan grande a prueba de horno a fuego medio-alto y añadimos el aceite de oliva. Cose los filetes de salmón a cada lado hasta que estén dorados, unos 3 minutos por lado.

3. Entregue el salmón a un plato de hornear y hornee en el horno precalentado hasta que se cocine durante unos 10 minutos.

4. Mientras tanto, batir juntos el caldo de verduras, jugo de limón y ralladura, y tomillo en una cacerola pequeña a fuego medio-alto esperar hasta que el líquido se reduce en aproximadamente un cuarto, unos 5 minutos.

5.Batir en la crema agria y la miel.

6.Remover en la cebolleta y servir la salsa sobre el salmón.

nutrición:

•Calorías: 310 Grasa: 18.0g Proteína: 29.0g

•Carbohidratos: 6.0g Fibra: 0g Sodio: 129mg

Tazón de fideos de camarón de ajo cajún

Tiempo de preparación: 10 minutos

Tiempo de cocción: 15 minutos

Porciones: 2

ingredientes:

• 1/2 cucharadita de sal 1 cebolla, en rodajas

• 1 pimiento rojo, 1 cucharada de mantequilla en rodajas

• 1 cucharadita de gránulos de ajo

• 1 cucharadita de cebolla en polvo

• 1 cucharadita de pimentón

• 2 calabacines grandes, cortados en tiras de fideos

• 20 camarones jumbo, conchas removidas y desveinadas

• 3 dientes de ajo picados

• 3 cucharadas de ghee

• Una pizca de pimienta de Cayena

• Una pizca de escamas de pimiento rojo

Indicaciones:

1.Prepare el condimento cajún mezclando el polvo de cebolla, gránulos de ajo, copos de pimienta, pimienta de Cayena, pimentón y sal. Lazo en el camarón para recubrir en el condimento.

2.In una sartén, calentar el ghee y saltear el ajo. Añadir el pimiento rojo y las cebollas y continuar salteando durante 4 minutos.

3.Añadir el camarón cajún y cocinar hasta que sea opaco. reservar.

4.In otra sartén, calentar la mantequilla y saltear los fideos de calabacín durante tres minutos.

5. Montar colocando los camarones cajún en la parte superior de los fideos de calabacín.

nutrición:

• Calorías: 712 Grasa: 30.0g

• Proteína: 97.8g Carbohidratos: 20.2g

Ostras frescas y sin cocinar

Tiempo de preparación: 10 minutos

Tiempo de cocción: 5 minutos

Porciones: 4

ingredientes:

• 2 limones

• 24 ostras medianas

• Salsa tabasqueña

Indicaciones:

1. Si usted es un novato cuando se trata de comer ostras, entonces le sugiero que escalde las ostras antes de comer.

2. Para algunos, comer ostras crudas es una gran manera de disfrutar de este plato debido a la consistencia y jugosidad de las ostras crudas. Además, agregar jugo de limón antes de comer las ostras crudas lo cocina un poco. Por lo tanto, para escaldar las ostras, llevar una olla grande de agua a ebullición. Añadir ostras en lotes de 6-10 piezas. Dejar en una olla hirviendo de agua entre 3-5 minutos y retirar las ostras de

inmediato. Para comer ostras, exprima el jugo de limón en la ostra en la cáscara, agregue tabasco como desee y coma.

nutrición:

- Calorías: 247

- Proteína: 29g

- Grasa: 7g

- Carbohidratos: 17g

Colas de langosta asadas fáciles

Tiempo de preparación: 10 minutos

Tiempo de cocción: 10 minutos

Porciones: 2

ingredientes:

• 1 cola de langosta congelada de 6 onzas

• 1 cucharada de aceite de oliva

• 1 cucharadita de condimento de pimienta de limón

Indicaciones:

1. Precalentar el pollo de engorde del horno.

2. Con tijeras de cocina, corte las colas de langosta descongeladas por la mitad longitudinalmente.

3. Cepillar con aceite la carne de langosta expuesta. Sazonar con pimienta de limón.

4. Coloque las colas de langosta en una hoja de hornear con la carne expuesta hacia arriba.

5. Coloque en la parte superior del estante de pollo de engorde y asar durante 10 minutos hasta que la carne de langosta esté

ligeramente dorada en los lados y la carne central sea opaca.

Servir y disfrutar.

nutrición:

- Calorías: 175.6

- Proteína: 3g

- Grasa: 10g

- Carbohidratos: 18.4g 10.16

ensaladas

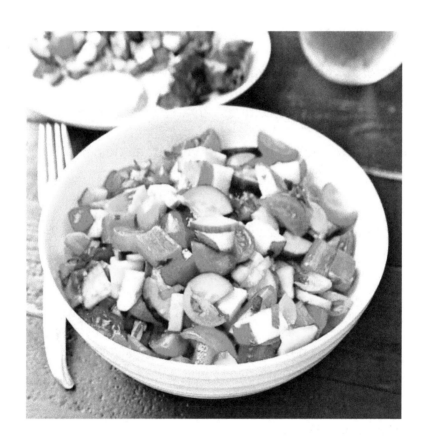

Ensalada de frijoles y pepino

Tiempo de preparación: 10 minutos Tiempo de cocción: 0

minutos

Porciones: 4

ingredientes:

• 15 onzas en conserva grandes frijoles del norte

• 2 cucharadas de aceite de oliva 1/2 taza de rúcula bebé

• 1 taza de pepino, troceado 1 cucharada de perejil, picado

• 2 tomates, en cubos Una pizca de sal marina

• Pimienta negra 2 cucharadas de vinagre balsámico

Indicaciones:

1.Mezclar los frijoles con el pepino y el resto de los

ingredientes en un bol grande. Poner y servir frío.

nutrición:

• Calorías: 233 Grasa: 9g

• Fibra: 6.5g Carbohidratos: 13g

• Proteína: 8g

Mezcla bulgur de arándano rojo

Tiempo de preparación: 10 minutos

Tiempo de cocción: 0 minutos

Porciones: 4

ingredientes:

• 1 y 1/2 tazas de agua caliente

• 1 taza de bulgur

• Jugo de 1/2 limón

• 4 cucharadas de cilantro, picado

• 1/2 taza de arándanos, picados

• 1 y 1/2 cucharaditas de polvo de curry

• 1/4 taza de cebollas verdes, picadas

• 1/2 taza de pimientos rojos, picados

• 1/2 taza de zanahorias, rallado

• 1 cucharada de aceite de oliva

• Una pizca de sal y pimienta negra

Indicaciones:

1.Poner bulgur en un recipiente, añadir el agua, remover, cubrir, dejar a un lado durante 10 minutos, pelusa con un tenedor, y transferir a un recipiente. Añadir el resto de los ingredientes, desemos y servir frío.

nutrición:

•Calorías: 300 Grasa: 6.4g

•Fibra: 6.1g

•Carbohidratos: 7.6g

•Proteína: 13g

Ensalada de aceitunas y lentejas

Tiempo de preparación: 10 minutos

Tiempo de cocción: 0 minutos

Porciones: 2

ingredientes:

•1/3 taza de lentejas verdes enlatados, escurridas y

enjuagadas

•1 cucharada de aceite de oliva

•2 tazas de espinacas bebé

•1 taza de aceitunas negras, deshuesadas y reducidas a la

mitad

•2 cucharadas de semillas de girasol

•1 cucharada de mostaza de Dijon

•2 cucharadas de vinagre balsámico

•2 cucharadas de aceite de oliva

Indicaciones:

1.Mezclar las lentejas con las espinacas, aceitunas y el resto de

ingredientes en un plato de ensalada. Poner y servir frío.

nutrición:

- Calorías: 279

- Grasa: 6.5g

- Fibra: 4.5g

- Carbohidratos: 9.6g

- Proteína: 12g

Ensalada de garbanzos, maíz y frijoles negros

Tiempo de preparación: 10 minutos

Tiempo de cocción: 0 minutos

Porciones: 4

ingredientes:

• 1 y 1/2 tazas de frijoles negros en conserva, escurridos y enjuagados

• 1/2 cucharadita de ajo en polvo

• 2 cucharaditas de chile en polvo

• Una pizca de sal marina

• pimienta negra

• 1 y 1/2 tazas de garbanzos enlatados, escurridos y enjuagados

• 1 taza de espinacas bebé

• 1 aguacate, picado, pelado y picado

• 1 taza de granos de maíz, picados

• 2 cucharadas de zumo de limón

•1 cucharada de aceite de oliva

•1 cucharada de vinagre de sidra de manzana

•1 cucharadita de cebolleta picada

Indicaciones:

1.Mezclar los frijoles negros con el polvo de ajo, chile en polvo, y el resto de los ingredientes en un tazón. Poner y servir frío.

nutrición:

•Calorías: 300

•Grasa: 13.4g

•Fibra: 4.1g

•Carbohidratos: 8.6g

•Proteína: 13g

Ensalada de aceitunas y tomates minty

Tiempo de preparación: 10 minutos

Tiempo de cocción: 0 minutos

Porciones: 4

ingredientes:

•1 taza de aceituna kalamata, deshuesadas y troceadas

•1 taza de aceitunas negras, deshuesadas y reducidas a la mitad

•1 taza de tomates cherry, reducidos a la mitad

•4 tomates picados

•1 cebolla roja picada

•2 cucharadas de orégano, picado

•1 cucharada de menta picada

•2 cucharadas de vinagre balsámico

•1/4 taza de aceite de oliva

•2 cucharaditas hierbas italianas, secas

•Una pizca de sal marina

•Pimienta negra

Indicaciones:

1.In una ensala de ensalada, mezclar las aceitunas con los tomates y el resto de ingredientes. Poner, y servir frío.

nutrición:

•Calorías: 190

•Grasa: 8.1g

•Fibra: 5.8g

•Carbohidratos: 11.6g

•Proteína: 4.6g

Ensalada de espinacas y garbanzos de lima

Tiempo de preparación: 10 minutos

Tiempo de cocción: 0 minutos

Porciones: 4

ingredientes:

• 16 onzas de garbanzos enlatados, escurridos y enjuagados

• 2 tazas de hojas de espinacas bebé

• 1/2 cucharada de jugo de lima

• 2 cucharadas de aceite de oliva

• 1 cucharadita de comino, molido

• Una pizca de sal marina

• pimienta negra

• 1/2 cucharadita de escamas de chile

Indicaciones:

1.Mezclar los garbanzos con las espinacas y el resto de ingredientes en un bol grande. Poner y servir frío.

nutrición:

- Calorías: 240

- Grasa: 8.2g

- Fibra: 5.3g

- Carbohidratos: 11.6g

- Proteína: 12g

postres

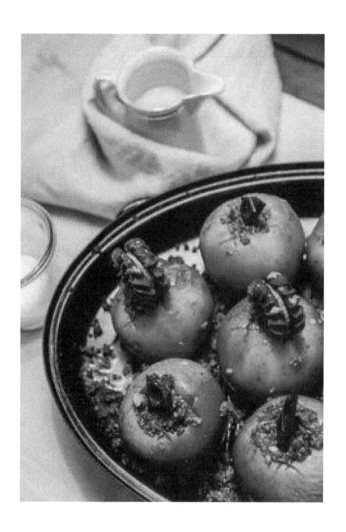

Crema de cereza dulce de cacao

Tiempo de preparación: 2 horas

Tiempo de cocción: 0 minutos

Porciones: 4

ingredientes:

• 1/2 taza de cacao en polvo

• 3/4 taza de mermelada de cereza roja

• 1/4 taza de stevia

• 2 tazas de agua

• Cerezas de 1 libra picadas y divididas a la mitad

Indicaciones:

1.Mezclar las cerezas con el agua y el resto de ingredientes en una licuadora. Pulso, luego poner en tazas. Enfriar en la nevera durante 2 horas antes de servir.

nutrición:

• Calorías: 162

• Grasa: 3,4 g

• Fibra: 2,4 g

- Carbohidratos: 5 g

- Proteína: 1 g

Ricotta Ramekins

Tiempo de preparación: 10 minutos

Tiempo de cocción: 1 hora

Porciones: 4

ingredientes:

•6 huevos batidos

•1 y 1/2 libras de queso ricotta, suave

•Stevia de 1/2 libra

•1 cucharadita de extracto de vainilla

•1/2 cucharadita de polvo para hornear

•Spray de cocina

Indicaciones:

1.Mezclar los huevos con la ricotta y los otros ingredientes a

excepción del aerosol de cocción en un bol.

2. Engrase 4 ramekins con el spray de cocción, vierta la crema

de ricotta en cada uno y hornee a 360 grados F durante 1 hora.

Servir frío.

nutrición:

- Calorías: 180

- Grasa: 5,3 g

- Fibra: 5,4 g

- Carbohidratos: 11,5 g

- Proteína: 4 g

Mezcla de melocotones de almendras

Tiempo de preparación: 10 minutos Tiempo de cocción: 10 minutos

Porciones: 4 Ingredientes:

• 1/3 taza de almendras, tostadas

• 1/3 taza de pistachos, tostada 1 cucharadita de menta, picado

• 1/2 taza de agua de coco cucharadita de limón ralladura, rallado

• 4 melocotones, 2 cucharadas de stevia reducidas a la mitad

Indicaciones:

1. In una sartén, combinar los melocotones con la stevia y el resto de ingredientes, cocer a fuego lento durante 10 minutos, dividir en boles y servir frío.

nutrición:

- Calorías: 135 Grasa: 4,1 g

- Fibra: 3,8 g

- Carbohidratos: 4,1 g

- Proteína: 2,3 g

Crema de Papaya

Tiempo de preparación: 10 minutos

Tiempo de cocción: 0 minutos

Porciones: 2

ingredientes:

•1 taza de papaya, pelada y picada

•1 taza de crema pesada

•1 cucharada de stevia

•1/2 cucharadita de extracto de vainilla

Indicaciones:

1.Mezclar la crema con la papaya y los demás ingredientes en una licuadora, dividir en tazas y servir frío.

nutrición:

•Calorías: 182 Grasa: 3.1 g Fibra: 2.3 g

•Carbohidratos: 3,5 g Proteína: 2 g